AF325940

ESSAY
SUR LES EAUX
MINERALES
DE DAX,

Où l'on tâche de donner une Idée de leur Nature & de leurs Proprietés.

Par M. DUFAÜ, Docteur en Medecine, Conseiller du Roi & son Medecin à d'Acqs, correspondant de l'Accademie de Bordeaux.

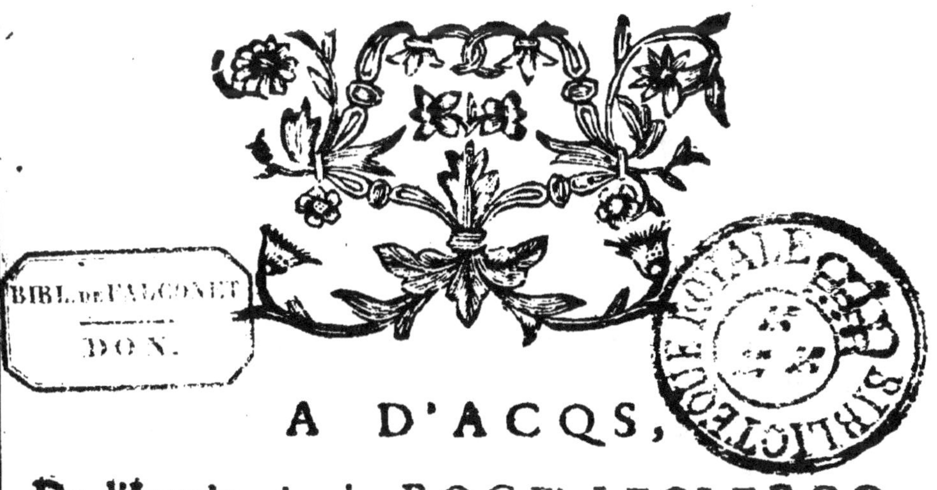

BIBL. DE FALCONET

DON.

A D'ACQS,

De l'Imprimerie de ROGE LECLERCQ.

M. DCC. XXXXVI.

Ie 163
627

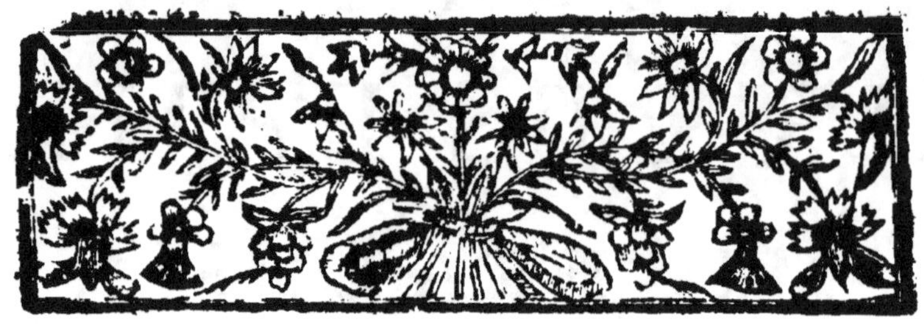

A MONSIEUR
DE GASCQ,

Seigneur, Baron de Portets, Castres & Arbanats, Cocumon, &c. Conseiller du Roi en ses Conseils, Président à Mortier au Parlement de Bordeaux.

Monsieur,

La bonté que vous avez d'agréer, que cet Essai, tout foible qu'il est, paroisse à l'abri de votre nom respectable, est une nouvelle faveur, qui ajoûte considerablement à mes obligations, quoiqu'elle ne puisse plus ajoûter à ma reconnoissance. Quelque interessante que soit la matiere de ce petit Ouvrage, je n'eusse jamais osé vous l'offrir, si je n'avois été enhardi par l'approbation dont l'Ascademie a bien voulu l'honorer; & par *l'inclination généreuse qui vous porte à encourager les Gens de Lettres. C'est à ce Titre, Monsieur, que je reçois la grace que vous m'avez fait de l'accepter; pour gage de ma juste reconnoissance, daignez, je vous en supplie, recevoir le seul qui soit en Moi, je veux dire la ferme resolution où je suis de faire tous mes efforts pour meriter votre estime, & pour me rendre digne de l'honneur que Vous, & vos Illustres Collegues avez daigné me faire en m'adoptant pour membre de votre Accademie.*

J'ai l'honneur d'être avec un très-profond Respect,

MONSIEUR,

Votre très-humble & très-obéïssant Serviteur.

DUFAU, de l'Accademie de Bordeaux.

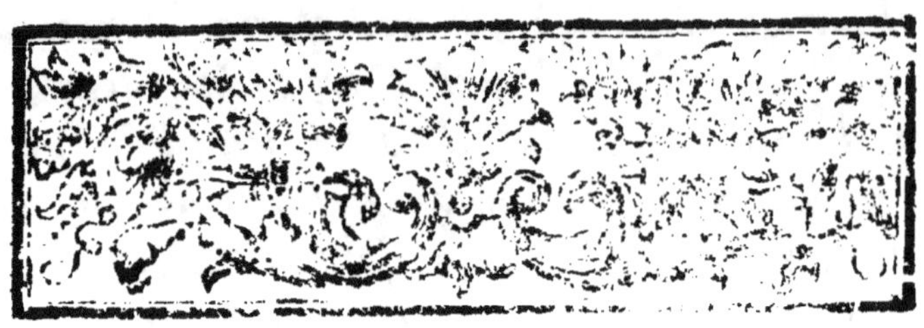

AVERTISSEMENT

sur les Motifs de cet Essai.

LE nombre prodigieux de Sources minerales, qui coulent dans l'Enceinte & dans le Voisinage de la Ville de Dax, est sans doute bien remarquable. J'ai voyagé pendant plusieurs Années en France, en Espagne, & en Italie, mais je n'ai remarqué nulle part, excepté dans la Ville de Naples & aux environs, une abondance & une varieté aussi merveilleuse dans ce genre. Ce rapport cependant n'est pas le seul qui se trouve entre ces deux Villes, si differentes d'ailleurs : les Eaux salutaires, dont elles abondent l'une & l'autre, ont été negligées pendant long-tems, à Naples comme à d'Acqs; & les Ecrivains de ces deux Villes, également negligens, ou peu attentifs sur leur merite & leurs proprietés, ont gardé pendant plusieurs siécles un silence profond sur leur compte. Si celles de Naples ont cet avantage sur les Nôtres, d'avoir été tirées plûtôt de l'obscurité où elles étoient ensevelies, c'est à la vigilance d'un Viceroi Espagnol qu'on en a l'obligation. On trouve en effet à la sortie de cette fameuse Capitale, & à l'entrée de la Grotte, * une Inscription latine, sur une Table de Marbre, qui contient une longue Enumeration des differentes Eaux minerales de ces Contrées, avec une description fort étenduë de leurs qualites & de leurs vertus.

Le

* Cette Grotte est un chemin creusé sous la Montagne de Pausilipo, au moïen duquel on passe à plein Pied de Naples à Pouzuolo, *Puteoli*. On voit encore le Tombeau de Virgile sur cette Montagne, à l'entrée de la Grotte.

a ij

Le Viceroi Espagnol, Auteur de cette Inscription, fait observer, qu'aïant trouvé les Fontaines, qui recevoient ces Eaux, détruites & presqu oubliées par l'incurie des Hommes, dit-il, & par l'envie des Medecins, *hominum incurià, Medicorum invidià*, il n'avoit épargné, ni soins ni dépenses, soit pour les retablir, & les pourvoir des commodités necessaires ; soit pour en faire examiner & reconnoître les proprietés, afin de ne laisser pas plus long-tems inutiles ces precieux tresors de santé, que la Providence offroit si liberallement aux Habitans de ce Roïaume.

On pourroit presque faire aux Habitans de cette Ville le même reproche, que ce Viceroi bien faisant faisoit autrefois à ceux de Naples. Nos Eaux minerales, qui sont si remarquables par leur abondance, par leur variété & par leurs vertus, sont non-seulement negligées, mais presque inconnus, comme l'étoient alors celles la ; en effet, il y a un grand nombre de Sources minerales, aux environs de cette Ville, qui ne sont connuës que des Gens qui les ont sous les Yeux ; ceux-ci même n'y connoissent rien de-plus, si non qu'elles sont minerales, extraordinaires, & qu'elles doivent avoir quelque proprieté, d'où vient qu'ils en abusent souvent à leur préjudice, en les emploïant pour des Maladies ausqu'elles elles sont plus pernicieuses que Salutaires. Un habitant de Sort, à une lieüe & demi de cette Ville, aïant une douleur de Rheumatisme à une de ses extrêmités inferieures, fut baigner sa partie malade dans une Source d'Eau minerale, qui coule dans ce Village. Il avoit ouï dire mille fois, que les Eaux de Dax, de Tercis & semblables, soulageoient ces sortes de Maux ; & il crût bonnement que toutes les Eaux minerales, ou qui avoient quelque chose d'extraordinaire, devoient avoir la même vertu. Cette Source est froide & Vitriolée, & fit par ces deux moïens, l'effet d'un puissant repercussif. La fiévre le saisit, une fluxion de Poitrine, une toux violente, une suffocation presque continuelle, des emphisemes aux Genoux, des œdemes aux parties inferieures, l'hydropisie enfin furent les malheureux fruits de cette erreur.

Cet Exemple suffit pour faire sentir l'inconvenient qu'il y a de negliger l'examen des Eaux minerales ; car l'ignorance de leurs proprietés fait qu'on demeure privé d'un bon secours dans plusieurs occasions, & qu'on est exposé à voir faire quelquefois d'un Remede salutaire, un poison dangereux.

Tel est effectivement le cas où l'on se trouve dans ce Païs, à l'égard d'un nombre presque infini de ces Eaux. Celles même qui sont le plus connuës, ne le sont que très-imparfaitement : celles de Tercis, par exemple, qui sont les plus renommées, aprés celles de la Ville, & sans contredit les plus considerables & les plus importantes, ne sont presque emploïées que pour le Bain exterieurement, quoiqu'elles aïent, comme nous le verrons dans un autre tems, des qualités qui les rendent très-utile & très-efficaces pour l'usage interieur.

Mais ce soin, il faut l'avoüer, de construire des Fontaines, d'établir des commodités, de faire éprouver & reconnoître les qualités d'une quantité si prodigieuse de Sources minerales, s'il convient parfaitement à un Viceroi, jaloux de l'utilité publique, n'est pas également à la portée de tous les Particuliers. Il est néanmoins des personnes qui par leurs differens Etats, doivent contribuer en differentes manieres à procurer ces avantages. Tels sont les Magistrats de differents Ordres établis pour veiller sans cesse au bien de la Patrie. Tels sont les Propietaires des sources, qui ne manqueroient pas de trouver un dedommagement, & même un profit considerable dans l'affluance des Malades, que la bonté des Eaux, la propreté des Fontaines & la commodité des logemens y attireroient de toutes parts : tels sont les Philosophes curieux des secrets de la nature, qui ne paroît nulle part plus admirable que dans ces sortes de productions, & qui ne sçauroit jamais fournir à leur loisir & à leurs recherches une matiere plus interessante ou plus agréable : tels sont enfin les Medecins, plus étroitement obligés à s'emploïer de toutes leurs forces à la recherche des moïens propres à soulager les hommes, & généralement à la gloire & à l'avancement de la Medecine, ils ne sçauroient negliger cette partie, sans encourir à juste titre le blâme, ou d'envier à leur Païs la découverte d'un secours, qui en abregeant la durée des Maladies, & facilitant leur guerison, rendroit leur Ministere moins necessaire, &

l'emploi des remedes moins frequent ; ou d'avoir lâchement préféré une indolente & molle oisiveté à l'honnête
occupation de menager les biens de la Patrie.

C'est pour éviter ce reproche , & meriter au-contraire , autant qu'il dépend de Moi , la confiance dont les
Citoiens de cette Ville m'ont honoré , que je me suis
proposé de consacrer le loisir , dont je puis disposer , à
étudier soigneusement la nature de ces Eaux , à examiner attentivement leurs effets , pour en reconnoître plus
positivement les proprietés , & me mettre par ce moïen,
autant qu'il est possible , en état de les emploïer avec
succès & avec sûreté.

A mesure que je travaillois à l'exécution de ce dessein , mon zèle m'a fait naître des vûës plus étenduës.
J'ai compris que mon travail deviendroit plus utile , si
je pouvois parvenir a lui donner une forme, qui le
mit en état de paroître au jour ; afin de communiquer
ainsi des remarques que j'avois entrepris pour mon usage , & celui de mes Concitoïens. Pour cela je me suis
determiné à mettre en ordre les Materiaux que j'avois
preparé sur les Eaux de Dix , j'ai donné la préference
à celles-ci , parce qu'elles sont les plus fameuses , quoiqu'elles ne soient pas les plus importantes ; dans la vûë
de faire un essai , qui, s'il étoit goûté du Public , peut
m'encourager à lui faire part de mes observations sur les
autres Sources minerales , dès que je pourrois les mettre en état de lui être presentées. Ce qui me fourniroit
l'occasion d'en retirer quelques-unes de l'oubli , & du
mepris où elles croupissent depuis si long-temps ; & d'en
retablir quelques autres dans une partie de la juste re-
putation qui leur manque.

Le témoignage que je me suis rendu d'être peu expert
dans l'Art d'écrire , me tenoit, a la verité, dans une
espece d'irresolution, qui a suspendu quelque tems
mon entreprise : mais j'ai enfin surmonté cette délica-
tesse , quelque bien fondee qu'elle fut , par la consideration
qu'il n'en est pas de cet essai , comme des ouvrages
purement d'esprit , qui doivent briller par la beauté des
pensées & la pureté des expressions ; c'est ici un Ouvrage de Phisique & de Medecine , dont le merite principal
doit consister dans l'importance des matieres , dans la
verité des faits , & dans la solidité des raisons.

Mais ce dernier objet n'est peut-être pas moins difficile à exécuter que le premier. Car quoyqu'il semble plus précisément deprendre du bon sens, qui est de tous les païs, qu'elle étenduë de lumieres, quelle varieté de connoissances ne faut-il pas encore, sans cela, pour remplir dignement tous ces points de vüe? cette reflexion m'arrêtoit aussi, je me défiois avec raison de mes forces, & j'étois en garde contre la complaisance de mes Amis. Pour lever mes doutes, j'ai pris la liberté d'adresser mon Memoire à l'Accademie de Bordeaux, ne connoissant pas de Tribunal plus respectable, & plus competant sur ces matieres; bien resolu de me regler sur le temoignage des sçavans qui la composent. L'Approbation dont cette Illustre Compagnie a honoré cet Essai, & l'honneur qu'elle m'a fait, à cette occasion, de m'aggreger au nombre de ses correspondans,en fixant mon irresolution, m'ont encouragé à lui faire courir le hazard de l'impression.

Je n'ignore pas combien ce danger est grand, aujourd'huy sur-tout que le goût des Lecteurs est si délicat & si rafiné. Mais j'espere que les sçavans, dont le cœur sera bien placé, excuseront les imperfections de cet Ouvrage, en consideration de l'utilité du dessein, qui tend uniquement au bien de la societé, & que bien loin de faire usage de leurs talens, pour decourager les Auteurs de semblables projets, ils voudront bien contribuer à les favoriser, en communiquant, avec l'humanité qui convient à leur caractere, les remarques qu'on leur aura donné occasion de faire.

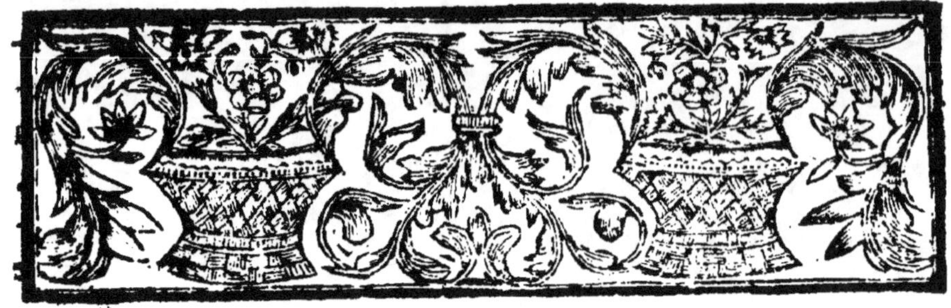

DES EAUX THERMALES
DE DAX.

I.

PARMI les principaux devoirs qu'Hypocrate, ce sage fondateur de la Medecine, impose à ceux qui se consacrent à l'exercice de cette Profession ; il leur recommande d'examiner, & de reconnoître soigneusement la nature & les proprietés des Eaux qui coulent dans leur Païs. Pour sentir l'importance de cette obligation, il suffit de considerer seulement les avantages infinis que les hommes retirent de cette Liqueur, aussi precieuse que commune, soit pour l'entretien de la Vie & la conservation de la Santé, soit pour la guerison des Maladies. (a)

Mais ce devoir général & commun à tous les Medecins, oblige bien plus étroitement ceux qui, comme Moi, se trouvent environnés de Sources minerales, aussi negligées jusques à present, que merveilleuses par leur abondance, leurs proprietés & leurs usages. Telles sont les Eux de Dax ; & tels sont les motifs

(a) Ces avantages se trouvent solidement établis par une foule d'Au eurs d'un merite reconnu.

A

qui m'ont engagé à travailler à la recherche des principes qui entrent dans leur compofition, afin que reconnoiffant leur nature & leurs proprietés, on puiffe en regler l'ufage d'une maniere plus utile & plus affûrée.

Dans la Relation que j'entreprends des qualités de ces Eaux, je n'entreray pas cependant dans le détail de ce nombre prodigieux de Sources Thermales, qui fe trouvent en plufieurs Lieux, dans la Ville & au dehors : cela feroit d'autant plus inutile, que vraifemblablement elles ont toutes la même origine,& que certainement elles ne different entre elles que par le degré plus ou moins grand de chaleur : cette difference d'ailleurs eft purement accidentelle, & ne depend que de l'abondance plus ou moins grande de ces Sources. On fent affez qu'une grande quantité d'Eau confiderablement échauffée, en traverfant des Canaux fort étendus, peut leur communiquer une partie de fa chaleur, & en conferver encore beaucoup ; au lieu qu'une petite portion de cette même Eau, en parcourant les mêmes efpaces, fe depoüillera de la plus grande partie de la fienne. Par la même raifon qu'un grand Vafe, rempli d'Eau Boüillante, conferve plus long-tems fa chaleur qu'un autre beaucoup moindre.

II.

La Fontaine minerale de cette Ville, qu'on appelle communément la Fontaine Chaude, ou la Fontaine du Bain eft fituée dans l'enceinte & à l'extrêmité de la Ville vers le Nord, à deux cens pas ou environ de la Riviere, dans laquelle elle va fe degorger par un Ruiffeau, qui paffe fous les murs du Rempart. Le Baffin de cette Fontaine eft vafte, prefque quarré & a environ 40 Pieds de diamêtre. On y retient ordinairement de 3 à 4 Pieds d'Eau, au moyen d'une Pêle qui ferme la defuite : quand on leve cette Pêle le Baffin fe vuide, à la referve de l'endroit où font les Sources, defquelles on approche, par ce moyen de fort près.

On a cru pendant long-tems, fur la foi d'une tradition populaire, que la Source de cette Fontaine étoit un gouffre d'une profondeur immenfe, dans lequel on avoit autrefois épuifé toutes les Cordes du Païs, fans trouver le Fonds. Mr. de Secondat Confeiller au Parlement de Guienne aïant eu occafion de paffer dans cette Ville, il y a 4 Ans ou environ, & aïant examiné cette Fontaine avec toute l'attention d'un Philofophe, nous defabufa de cette Erreur. Il fût averé, par le temoignage des Yeux mêmes, que l'Eau de cette Fontaine jaillit à travers un terrein affez ferme par un nombre infini de Sources, qu'on voit boüillonner fenfiblement. On fut encore plus précifement convaincu de cette verité, par le moïen d'une maffe de Plomb figurée en Cone, que ce curieux & fçavant Philofophe fit plonger en differens lieux de la Source, & qui ne peut jamais pénétrer un pied dans le terrein.

I I I.

Cette Fontaine, confiderée fimplement par fes qualités exterieures & fenfibles, je veux dire la prodigieufe abondance de ces Eaux, & le degré exceffif de fa chaleur, qui furpaffe infiniment celuy des Eaux Thermales ordinaires, a toûjours excité l'admiration des Hommes curieux & connoiffeurs ; pour fe faire une idée de l'abondance de cette Source, il fuffit de fçavoir que le Ruiffeau qu'elle forme feroit affés confiderable pour faire joüer un Moulin. On voit dans le recüeil des Actes qui regardent cette Province du tems qu'elle étoit fous la domination des Rois d'Angleterre, qui ont été tirés des Regiftres de Londres, & imprimés depuis quelque tems, qu'un Particulier de cette

Ville obtint du Roy le Privilege d'y faire conftruire un Moulin. Il ne paroît pas à la verité, que ce deſſein ait été exécuté, la tradition n'en parle point & il n'en paroît pas de veſtige: il eſt même vrai-ſemblable qu'un Moulin à Bled n'y réuſſiroit que difficilement, parce que les vapeurs, qui s'élevent en grande quantité de cette Eau extremêment chaude, humecteroient conſiderablement les Engins & empateroient infailliblement les farines : il faudroit, pour obvier à cet inconvenient, detourner les mules fort loin du Ruiſſeau qui feroit joüer les Roües ; ou ſe contenter d'y etablir un Moulin à Cuivre, ou à Foulon, comme le penſoit vrai-ſemblablement le Privilegié dont nous venons de parler.

La quantité de ces Eaux n'augmente jamais ny ne decroît ; les ſecher eſſes les plus extrêmes, tout comme les pluïes les plus abondantes & les plus long-tems continuées n'y ont jamais apporté de changement ſenſible : ce qui prouve inconteſtablement que le principe de cette Source eſt très-profond, & qu'il n'a aucun rapport immediat avec les differens accidens des ſaiſons, qui cauſent ſouvent tant de variation dans les Sources ordinaires. Ce fait eſt encore confirmé par le degré de chaleur qui eſt toûjours conſtamment le même, & qui n'eſt jamais alteré, quelques continuelles que ſoient les Pluïes ſur le Païs ; ce qui devroit neceſſairement arriver, ſi elles avoient quelque communication avec cette Source.

Le ſeul inconvenient qui peut porter de l'alteration à ces Eaux, & qui en effet les altere quelque fois, c'eſt le refoulement des Eaux de la Riviere debordée, qui ſe mêlant avec celles de la Fontaine, la troublent & la corompent pour quelques jours; mais ces accidents ſont rares, & n'arrivent jamais qu'à l'occaſion d'une fonte confiderable de Neige : & la Riviere n'eft pas plûtôt retirée que la Fontaine par fon abondance fe renouvelle, & reprend toute fa pureté.

I V.

Les Eaux de cette Source ne font pas moins remarquables par leur chaleur, que par leur abondance. Elles font en effet fi chaudes qu'il eft impoffible d'y tenir la Main un feul inftant, fans reffentir une vive douleur. Les Boulangers de la Ville, voifins de cette Source, l'emploïent telle qu'elle eft, fans qu'il foit befoin de l'échauffer d'avantage, pour faire le Pain ; & les autres Artifans s'en fervent à mille ufages differends, foit parce qu'elle eft naturellement affez chaude, foit parce qu'en très-peu de tems, & peu de depenfe, lorfqu'il le faut, ils luy donnent le degré de chaleur qu'ils veulent ; en effet, il n'y a pas loin du degré de cette chaleur à celuy de l'Eau boüillante. Un Thermomêtre dont la liqueur le 12 Mai 1745 à 7 heures du matin étoit au 62 e. degré, étant plongé dans le Baffin de cette fontaine, la liqueur monta au 97e. J'avois projetté de faire la même épreuve dans l'Eau boüillante, mais comme le Thermomêtre ne portoit que 100 degrés, & qu'il n'en reftoit que 3. à remplir, je craignis que l'Eau boüillante le fit éclater.

Pour connoître encore d'avantage les effets de cette chaleur : je pris un Oeuf envelopé d'un linge attaché à une longue ficelle, que je fis plonger vers le milieu du Baffin, à l'endroit même des Sources. 4 jours après je retirai cet Oeuf, je trouvai que le blanc, qui avoit perdu fa fluidité & fa tranfparance, & qui étoit devenu blanc comme du lait caillé, auquel il reffembloit parfaitement, demeuroit pour la plus grande partie, conftamment attaché à la furface interieure de la Coque ; le jaune avoit auffi acquis de

la confiftance, mais le changement étoit moins fenfi-
ble que dans le blanc.

On peut par là fe faire une idée de la chaleur de
ces Eaux ; on fçait que le blanc d'œuf eft une lymphe
mucilagineufe, qu'une douce chaleur étend, divife,
attenuë & fait vegetter ; que l'Eau boüillante fixe au
contraire confolide & durcit en très peu de temps.
D'où l'on peut conclure que la chaleur de ces Eaux
approche de celle de l'Eau boüillante, puis qu'à la
longue elle fait à peu près le même effet. Il eft vrai que
ce n'eft qu'à la longue, & c'eft pour cela qu'on peut
tenir quelque tems la main dans cette Eau, fans être
expofé aux inconveniens qu'on éprouveroit dans l'eau
boüillante, parce qu'elle n'eft pas affez échauffée pour
rarefier fubitement les liqueurs qui circulent entre la
peau & la furpeau, & rompre les petits bouts de
vaiffeaux qui uniffent ces deux tegumens d'où dependent ces véficules, ou fes ampoules qui furviennent aux
brulures ; & c'eft encore là, la raifon pour laquelle
des perfonnes affez delicates, étant tombées dans le
Baflin de cette Fontaine, & en ayant été Retirées
promptement, n'ont éprouvé d'autre incommodité,
qu'un fentiment de chaleur exceffif & douloureux.

La chaleur de ces Eaux fuffit encore pour tirer la
teinture des vegeftaux fecs & legers. Si l'on met,
par exemple, une pincée de Thé dans un vafe, &
qu'on le rempliffe à la Fontaine même, on aura,
fans le fecours du feu, en fort peu de tems, une teinture de cette plante affez chargée, plus douce & plus
fuave que fi on l'avoit extraite avec de l'Eau boüillante.

Je ne parleray pas icy des caufes de cette chaleur,
qui fans doute, font les mêmes que celles des autres
Eaux chaudes ; je me referve de traiter cette queftion

tion dans un discours sur les qualités générales &
communes à toutes ces Eaux. je remarqueray seulement en passant qu'on peut regarder la chaleur excessive de celles-ci, comme une preuve invincible contre
le sentiment de ceux, qui pretendent que cette chaleur doit son origine à la fermentation des matieres
minerales contenuës dans ces Eaux, puisque, si cela
étoit, le degré de chaleur devroit necessairement être
proportionné à la quantité de ces Mineraux, ce qui
se trouve dementi par celles de cette Fontaine, qui
sont incomparablement plus échauffées que les autres,
quoi qu'elles ayent infiniment moins de mineral.

Il suffiroit d'ailleurs, pour rejetter cette idée, de
faire attention aux Eaux minerales froides, qui ont
ordinairement les mêmes principes, & en plus grande
quantité que les Thermales. Mais pour quoy perdre
le tems à réfuter un sifteme aussi denué de vrai-sem-
blance, & qui ne sçauroit, tout au plus, trouver
entrée que dans l'esprit des personnes peu versées
dans la connnoissance des Mineraux, & très super-
ficiellement imbuës des causes & des effets de la fermentation.

V.

Il ne faut pas oublier une circonstance bien sin-
guliere, & qui paroîtra merveilleuse, si l'on fait attention à la chaleur excessive de ces Eaux. C'est que sous
l'Eau, dans le fonds & contre les Murs du Bassin, il
croit une substance herbacée, une plante veritable &
réellement organisée, du genre des plantes anomales ou
irregulieres ; c'est proprement une espece d'hepatique
ou de *lichen*, assez semblable à celles qui naissent dans
les Puis & les Fontaines. Toute la surface interieure
du Bassin se trouve tapissée de cette plante qu'on
prendroit presque pour une étoffe verte froncée, &

plicée à peu près dans le goût de ces ornemens, dont
les Dames parent leurs robes : il est vray qu'en plusieurs endroits, la couleur de ce feüillage varie ; sans
doute parce qu'à mesure que les feüilles approchent,
ou qu'elles arrivent au terme de leur maturité, leur
verdure naturelle se mortifie plus ou moins.

Pour me convaincre que cette substance étoit veri-
tablement Vegetale, j'en ramassai une quantité assez
considerable, que je fis sécher, ensuite j'en brûlai
une partie, dont je calcinai les Cendres à feu ouvert,
je les fis dissoudre dans l'Eau, la dissolution filtrée
& évaporée, donna un Sel lixivieux, qui avoit toutes les qualités des Alkalis. En brûlant elle rendoit
une odeur semblable à celle des coquilles d'Huitre.
L'autre partie, que je fis brûler dans un Vase couvert,
se réduisit en une matiere noire qui mêlée au Nitre
fondu dans un Cruset l'enflamma, & qui avoit d'ailleurs toutes les propriétés du charbon.

VI.

L'Eau de cette Fontaine a passé, jusqu'à present,
pour être très pure, & degagée de tout mélange
étranger. Il est pourtant certain qu'elle contient des
principes, tels qu'on en remarque ordinairement
dans les autres Eaux Thermales, mais en très petite
quantité, & extremêment subtilisés. C'est pour cette
raison qu'on ne sçauroit la distinguer, lorsqu'elle est
refroidie, de l'Eau commune ordinaire, à la place
de laquelle, plusieurs Particuliers de cette Ville en
font leur Boisson, parce qu'ils éprouvent qu'elle
leur est plus salutaire ; ce qui vient non seulement de
la finesse & de l'extrême subtilité qu'elle acquiert par
la chaleur, & la longue circulation dans les Entrailles
de la Terre ; mais aussi d'une petite portion de mineraux très-affinés, qui leur reste encore après la chaleur.

En effet, ces Eaux contiennent, en premier lieu, cet Esprit mineral, Elastique, Volatile Aerien, que le celebre *Frederic-Hoffman*, cet ingenieux Scrutateur de la nature des Eaux minerales, a demontré faire l'Ame, pour ainsi dire, de toutes ces sortes d'Eaux. Cet Esprit se manifeste sensiblement, lorsqu'on approche de cette Fontaine, par l'odeur nidoreuse qui frappe l'odorat, & par les rapports, & les vents chargés de la même odeur, que rendent les Personnes qui boivent ces Eaux bien chaudes. Il est vrai qu'elles ne conservent de cette partie spiritueuse, qu'une quantité fort modique, parce qu'ayant un degré de chaleur considerable, & se repandant dans un Bassin vaste & decouvert; elle s'évapore pour la plus part: cette partie doit même être comptée pour rien, ou pour très peu de chose, pour les Personnes qui les boivent froides, parce qu'elle se dissipe presque entierement avec la chaleur.

Mais le défaut d'une plus grande quantité de matiere spiritueuse, qui est si essentielle aux Eaux minerales, & de laquelle dépendent leurs principales propriétés, se trouve en quelque façon, compensée par la finesse & la legereté de ces Eaux, qui ont presque acquis la delicatesse & la subtilité des esprits par la rare faction violente, & la trituration long-tems continuée qu'elles souffrent, en circulant dans les entrailles de la Terre, où elles sont exposées à toute l'ardeur des feux souterrains.

VII.

Si l'on verse de la teinture Bleuë de Violettes, par exemple, sur cette Eau, immediatement aprés l'avoir puisée dans le bassin, elle contracte une couleur verte, obscure & peu sensible à la verité; ce qui démontre qu'elle participe de cette partie spiritueuse Alkaline, qu'on remarque d'après l'Illuſtre *Frederic-Hoffman*, que nous avons déjà cité, dans la pluſpart des Eaux minerales ; mais par rapport à la chaleur exceſſive de celles-ci, & la maniere dont elles ſe repandent dans le Baſſin, comme nous l'avons déjà obſervé, cette partie volatille s'évapore pour la pluſpart dans les Airs, à meſure que les Eaux ſortent de leur Source.

VIII.

De plus, ſi, ſur cette Eau, qui naturellement eſt claire comme le plus beau Criſtal, on verſe de l'Huile de Tartre par deffaillance, elle ſe trouble auſſi-tôt, & blanchit, avec cette circonſtance, que, ſi l'Eau eſt chaude & recemment puiſée, la partie ſuperieure de l'Eau dans le Vaſe, à la profondeur de trois lignes ou environ, eſt plus blanche & plus laiteuſe que l'inferieure : & ſi elle eſt froide au-contraire, elle paroît plus claire & moins blanche au haut du Vaſe, qu'au fonds ; cela vient, je penſe, de ce que les particules ignées ; les parties ſpiritueuſes ; & les acqueuſes les plus mobiles & les plus agitées tendant vers la ſurface pour s'évaporer, ſoutiennent, par cet effort les parties terreuſes au-haut du Vaſe : au lieu que, dans l'Eau froide, ces corps plus peſans que l'Eau en égal volume, n'étant point ſoutenus, gagnent le fonds, & ſe precipitent par leur propre poids, cette experience prouve aſſez la preſence d'une partie terreuſe très-fine & très-déliée dans ces Eaux, mais nous en verrons encore d'autres preuves.

IX.

Les Noix de gale en poudre mêlées aux Eaux de Dax n'y cauſent aucun changement, ce qui fait voir qu'elles ne participent point du Fer, & qu'elles ne contiennent aucune eſpece de Vitriol.

X.

Pour connoître plus précisement les différentes parties minerales fixes qui entrent dans la compofition de ces Eaux, j'en ai fait évaporer à petit feu 22. livres, jufqu'à environ huit onces de refidu, que je filtrai à travers le papier gris, fur lequel je ramaffai, après l'avoir faite fecher, une dragme de terre blanche très fine ; la liqueur filtrée étoit claire & falée : je la fis évaporer de nouveau jufqu'à ficcité, il me refta une maffe terreufe, faline & amere, qui, étant diffoute dans un peu d'Eau chaude, & filtrée par le papier gris, laiffa fur le filtre encore demi dragme de terre plus blanche que la premiere. Et la liqueur évaporée pour la troifiéme fois, diffoute & filtrée depofa encore de la terre fur le papier brouillard, fans qu'il me fût poffible d'avoir une Sel pur & diaphane, par le moyen de toutes ces operations : ce qui me determina à depofer la derniere liqueur filtrée, qui, à cela près qu'elle avoit une couleur tirant fur la Paille, étoit parfaitement claire & tranfparente, dans un verre, pour la laiffer évaporer infenfiblement ; dans la vûë d'avoir des Criftaux, qui, par leur figure, leur faveur, & leurs autres qualités, me fervifient à decouvrir la nature de ce Sel. Il fe forma à la longue quelques Criftaux fi petits, & d'une figure fi irreguliere qu'il me fut impoffible de la determiner, & d'un goût falé amer ; ce qui faifoit y foupçonner quelque rapport avec le Sel d'Epfon.

Ennuyé enfin de voir la liqueur refufer opiniâtrement de prendre une forme criftalline, je la verfai fur une Affiette, & je l'expofay au Soleil ; dans moins de trois heures j'eus, par ce moyen, un grand nombre de Criftaux parfaitement cubes, mais dont les plus grands avoient, tout au plus, demi ligne de Diamé tre : on remarquoit très-fenfiblement l'arrangement des parties qui les formoient ; il paroiſſoit un point dans le centre, auquel s'ajuſtoient des petites lignes aux quatre faces, qui ſe terminoient aux Angles préciſement, enſorte qu'on diſtinguoit dans ces Cubes deux lignes qui les partageoient en quatre triangles égaux. Outre ces portions de Sel ainſi figurées, il y en avoit une partie qui s'étoit condenſée ſans prendre de figure reguliere, ou du-moins ſenſible : la maſſe peſoit en tout deux dragmes & demi.

Ce Sel eſt, pour la pluſpart, une eſpece de Sel marin, auquel il manque cependant quelques degrés de perfection, pour être entierement ſemblable au Sel commun, en effet la partie criſtalliſée en cube a un goût ſalé, elle petille ſur le Feu, après avoir un peu bouillonné, & au moyen de quelques goûtes d'huile de Vitriol, elle repand une vapeur blanche & pénétrante qui ne peut être autre choſe que l'eſprit de Sel.

Mais la partie qui s'étoit condenſée ſans prendre de figure remarquable, outre qu'elle avoit un goût peu ſalé & legerement amer, ne petilloit, point ſur les Charbons ardens : elle s'y attachoit au-contraire, & s'y convertiſſoit en une ſubſtance noire & inſipide, après avoir boüillonné quelque tems. D'où l'on peut conjecturer, avec fondement, que c'eſt une eſpece de Sel, à peu près ſemblable au Sel d'Epſon ou de Glauber.

Ce qui confirme que ces Sels ſont moins parfaits, moins achevés que les Sels ordinaires de cette eſpece, c'eſt qu'ils ſe decompoſent plus aiſément : car il eſt vraiſemblable que toute cette portion de terre très fine & très blanche, que j'ay retiré de ces Eaux, étoit la baſe d'un Sel de cette eſpece, & la Matrice d'un acide qui luy donnoit la forme ſaline; d'où vient qu'elle nageoit dans l'Eau, sans en troubler la transparence, jusqu'à ce qu'au moyen d'un Alkali plus puissant on lui enleve l'acide, ou que, par une longue ébullition, on rompt les liens qui les unissoient foiblement.

Cette imperfection dans la nature de ces Sels, bien loin de les rendre moins utiles, est au contraire un titre de bonté pour ces Eaux, en ce que cela les rend plus doux, plus benins & moins irritans.

Et c'est là peut-être une des raisons pour lesquelles il est si difficile d'imiter les Eaux minerales : car quoy qu'il ne soit rien de plus aisé que de communiquer à l'Eau une certaine portion de ces Sels, cela ne suffit pas pour lui donner les propriétés qu'elles doivent à ce Sel particulier, dont la nature les munit elle-même; lequel n'étant encore, pour ainsi dire, qu'un demi Sel anime doucement, & excite paisiblement les parties nerveuses des Organes, que les Sels plus parfaits irriteroient violemment, & porteroient à des contractions forcées, incommodes, spasmodiques.

X I.

Quant au souffre que le Vulgaire attribuë communement à ces Eaux, il est verifié, par toutes les épreuves qui pourroient l'y manifester, qu'elles n'en contiennent pas la plus petite Particule. D'ailleurs on ne l'a jusqu'ici suposé dans ces Eaux, que parce qu'on a crû que cette odeur bitumineuse, que l'on sent aux approches de la Fontaine, ne pouvoit venir que du Souffre commun, dont elle indiquoit necessairement la presence. Mais c'est là une erreur, un ancien préjugé. On sçait assez aujourd'huy que les matieres bitumineuses exaltées, telles qu'elles sont dans les Eaux minerales, se volatilisent en quelque sorte, & contractent cette odeur, qu'on remarque principalement dans les Thermales, & qui eſt d'ailleurs bien differente du ſouffre commun, quoyque le bitume luy-même entre dans la compoſition de celui-ci.

XII.

Il paroît, parce que nous venons de dire, que ces Eaux contiennent: 1°, Une partie ſpiritueuſe, aeriene, Elaſtique bitumineuſe très ſubtile, & 2°. une modique portion de Sel fort doux & fort benin, compoſé d'un acide marin ou vitriolique leger, qui abandonne à la plus petite occaſion, la terre obſorbante ou Alkaline très-fine qui luy ſert de baſe ou de matrice.

XIII.

Il eſt vray que ces Eaux, ſe répandant dans un grand Baſſin, ou rien ne s'oppoſe à l'évaporation de cette partie volatille ſpiritueuſe; que la chaleur immenſe favoriſe au-contraire, il doit leur en reſter peu, lorſqu'elles ont perdu une partie de cette chaleur, & qu'elles ſont parvenuës au point d'être potables. Mais cette ſubſtance, qui ſe diſſipe ſi promptement, & qui doit être proportionnée à la grande abondance de ces Eaux, ne ſe perd pas entierement pour les habitans de cette Ville: il eſt vrai-ſemblable au-contraire que ſe répandant dans l'air, avec cette prodigieuſe quantité de vapeurs, qui s'élevent de cette Fontaine, & qu'on remarque ſur-tout dans les tems froids, elle forme une atmoſphere particuliere au tour de la Ville, qui ſe rénouvelle ſans ceſſe, & qui en écarte les exhalaiſons étrangeres, ou qui du moins en corrige & tempere ce qu'elles pourroient avoir de nuiſible ou de mal ſain.

Cette idée au reſte n'eſt pas une ſimple conjecture, elle eſt au-contraire établie & autoriſée par l'experience: en effet, outre que nous voyons communement dans cette Ville pluſieurs Habitans de l'un &

l'autre fexe, vivre des fiécles prefque entiers, & conferver dans cette extrême vieilleffe une vigueur d'efprit & de corps admirable; nous rémarquons que
dans le temps, où les Villes & les Païs voifins
fe font trouvés affligés de fiévres & des petites vé-
roles malignes, de diffenteries cruelles, & d'autres
maladies épidemiques, qui en moiffonnoient une
grande partie des Habitans, cette Ville s'eft trouvée
conftamment préfervée de ces calamités : la pefte
même, ce fleau terrible, qui ravage fi fouvent les autres parties du monde, & qui fe gliffe & fe repand au
loin, malgré les plus fages précautions, a toûjours,
felon la tradition la plus reculée, refpecté les murs
de cette Ville.   X I V.

Quelque confiderable que foit neanmoins la quantité de cette fubftance fpiritueufe qui fe repand dans
l'air, il en refte toûjours quelque partie dans l'Eau,
tandis qu'elle conferve de fa chaleur naturelle, & les
perfonnes qui la boivent bien chaude, la trouvent
encore animée de c'eft efprit : puis qu'outre qu'il
frape manifeftement l'odorat & le goût, les vents
qu'on rend immediatement après, font très fenfible-
blement chargés de cette odeur bitumineufe.

Or les avantages que les Eaux minerales retirent
de cette partie fpiritueufe font infinis; car étant très-
legere, très-fubtile, très-rarefiée, très-mobile, elle
communique aux Eaux, où elle fe trouve, les mêmes propriétés; ce qui fait qu'elles pénétrent avec
une merveilleufe facilité les plus petits tuïaux, qu'elles
en parcourent promptement les efpaces, & qu'elles
furmontent & détruifent efficacement tous les obfta-
cles qui s'oppofent à leur paffage; délà vient cette
commodité, de pouvoir boire une quantité immenfe
de ces Eaux, non feulement fans inconvenient, mais

encore avec beaucoup de fruit, rien n'étant aussi propre à delaïer, à diviser, à ouvrir, à relâcher & d'étendre qu'une grande abondance d'Eau, qui à proprement parler, est le seul délaïant de la nature; mais, qui, sans le concours de cette substance Élastique & animée, seroit exposée à croupir dans les visceres, qu'elle pourroit accabler de son volume, & oprimer de son poids.

XV.

Il est vray néanmoins que lorsque ces Eaux sont refroidies, elles ne donnent plus aucun signe de la presence de cet esprit, & sans doute elles n'en contiennent plus alors que très peu, ou point du tout; elles ne laissent pas cependant pour cela d'être utiles à bien des personnes, qui en font leur boisson ordinaire, preferablement à l'Eau commune la meilleure: elles sont en effet plus subtilisées, plus affinées, & cette portion saline & terreuse très-douce & très-legere dont elles sont pourvûës, toute imperceptible qu'elle est, les rend très propres à ces sortes des personnes foibles ou âgées, qui ont l'estomac affoibli ou détendu.

En effet cette partie saline, toute mince qu'elle est, repanduë dans ces Eaux extrémement fines & legeres, doit y être d'une grande utilité, car par ces petites masses solides, elles sont très-propres à diviser les humeurs lentes & visqueuses; & à solliciter doucement les membranes des visceres, ausquels elles donnent du ton & du ressort, par la partie terreuse & absorbante, après en avoir reveillé le jeu par les pointes salines: sans qu'elles puissent néanmoins jamais, à cause de leur extrême modicité, & de leur foible contexture, irriter les parties les plus tendres, & les plus susceptibles de Spasme.

XVI.

Aprés ce détail fur les qualités de ces Eaux, on comprendra aifément qu'elles doivent avoir des prorietés admirables contre plufieurs maladies prifes intérieurement ou appliquées au dehors. Interieurement elles font employées avec un fuccès affûré contre toutes les indifpofitions occafionnées par une fupreffion fubite de l'infenfible tranfpiration , pourveu qu'il n'y ait point de Fiévre , ou qu'elle ne foit pas aiguë : il n'eft point effectivement de fecours plus prompt & plus fûr pour retablir & redreffer cette évacuation, que l'ufage de ces Eaux, buës abondamment , auffi chaudes qu'il eft poffible. La raifon en eft évidente : car une grande quantité d'Eau très-fine, très-déliée , animée par la chaleur , & par la prefence d'une partie fpiritueufe & legerement faline doit, prefque fubitement , pénétrer de l'Eftomac à toutes les membranes du corps , & les relâcher & détendre. Outre cela , ce liquide fubtil & animé s'infinuë promptement dans les vaines lactées , d'où il eft bien-tôt porté dans le torrent des liqueurs qu'il délaïe, qu'il divife , qu'il rarefie ; tandis que les folides , foutenus par l'augmentation du volume des Sucs, font affouplis par la partie humide. Délà l'Elafticité retablie dans les Vaiffeaux, leurs Ofcillations reveillées , la circulation accelerée, & les évacuations de la Peau, & des Urines confiderablement augmentée.

XVII.

C'eft par là qu'elles réuffiffent parfaitement dans les rheumes & autres affections caterheufes de la Tête & de la Poitrine, occafionnées par la fuppreffion, ou la diminution fubite de l'infenfible tranfpiration. Ce qui arrive tous les jours, parce qu'on s'expofe imprudemment au Vent, au Froid, ou à la Pluye, au fortir d'un lieu chaud , ou d'un exercice immode-ré; & par mille autres circonftances que le hafard amene, & que les précautions les plus attentives ne fçauroient fouvent prévoir , ou prevenir.

XVIII.

Les mêmes occafions , qui donnent fi fouvent lieu à la naiffance de ces indifpofitions , font encore très fouvent la caufe de la fuppreffion des menftruës , dans les perfonnes du fexe , & par la même raifon, l'ufage de ces Eaux , pourveu qu'il foit fait de bonne heure, doit être très - falutaire dans ces fortes de cas; puifque pour rétablir cette évacuation , dans ces circonftances , où le mal eft encore recent ; il ne s'a-git que de detendre , & d'ouvrir les vaiffeaux de la matrice fpafmodiquement referrés , de divifer la maffe du fang épaiffie , & d'en faciliter la circulation; effets que ces Eaux operent parfaitement, comme on vient de le voir, & qu'elles opereront plus fûrement, fi on a l'attention d'en faire preceder l'ufage , par celuy de la feignée, dans les cas de plenitude; & de le favorifer en faifant baigner les pieds dans la même Eau legerement chaude , pendant l'efpace d'une heure ou environ le foir , après avoir bu les Eaux le matin.

XIX.

Il eft encore certaines maladies de l'eftomac , où ces Eaux font très utiles : nous avons déjà vu que les perfonnes , en qui cet organe étoit débilité par la vieilleffe , ou par les infirmités, trouvoient un fecours dans l'ufage de ces Eaux pour boiffon ordinaire. Il n'eft pas auffi de remede plus efficace, & plus inno-cent en même tems , que ces Eaux prifes chaudement le matin à jeun , pour rétablir cette partie affoi-blie , & forcée pour ainfi dire par des excès, & des indigeftions frequentes. Ainfi les perfonnes ,

en qui les alimens les plus délicats féjournent long-
tems dans l'Eftomac ; qui ont de la peine à digerer ;
qui font fujettes à des renvois, & des vomiffemens
de matieres aigres; ou à des diarrées fereufes, pour-
ront en ufer avec confiance ; puis qu'outre la raifon
qui fait voir qu'elles doivent efficacement remedier,
par leur chaleur, & par leurs parties fprritueufes,
falines & terreufes, aux vices qui dependent du relâchement & de l'atonie de ces vifceres ; l'experience
le confirme encore tous les jours.

Il eft même des occafions, où ces Eaux, dont le
propre eft de redreffer le ton des membranes des
boïaux, d'en fortifier même le tiffu & d'arrêter par
ce moyen les dévoïemens qui dependent de l'atonie ;
deviennent cependant purgatives par accident : c'eft
dans les cas d'une indigeftion actuelle ; lors, par
exemple, qu'aïant trop bu, & mangé exceffivement
la veille, on fe trouve, le matin fuivant, l'eftomac
& les premieres voïes remplies de matieres indigeftes,
aigres, ou nidoreufes ; alors ces organes fur-char-
gés par le volume, & irrités par l'acreté des matieres
prefque corrofives, cherchent à fe décharger du poids
qui les genne, mais elles en font empêchées par la
contraction, & le refferrement fpafmodique, occa-
fionné par la prefence de ces matiéres. Ces Eaux buës
en quantité dans ces circonftances, detrempent,
adouciffent les matieres, detendent par leur humidité,
les parties bandées, & les retabliffent dans l'état de
foupleffe neceffaire pour exercer leurs mouvemens; qui
fe trouvent d'ailleurs excités par la prefence des fucs
indigeftes, qui font prefque l'effet des purgatifs. C'eft
par cette mecanique, qu'on fe trouve heureufement
purgé, & débarraffé d'un fardeau incommode, & qui
pourroit avoir des fuites fâcheufes.

XXI.

L'ufage de ces Eaux eſt encore excellent dans les fiévres intermittentes, ſi on les prend chaudes le matin, dans l'intervalle des Accès, & qu'on en faſſe ſa boiſſon ordinaire le reſte du jour, après les avoir laiſſées refroidir. On n'aura pas de peine à ſe convaincre de cette verité, ſi l'on fait attention à la vertu tonique de ces Eaux ; puiſque les remedes de cette qualité ſont ceux qui réuſſiſſent le mieux dans ces maladies, comme le Kinkina, les amers, les obſorbants & terreux, les preparations du Mars, &c.

XXII.

En général on peut dire qu'il eſt beaucoup d'occaſions, où ces Eaux peuvent être ſubſtituées, très à propos & très-utilement, dans l'uſage intericur, à celles de Cauterés, avec leſquelles elles ont certainement beaucoup de rapport, celles-ci ont à la verité beaucoup moins de cette partie bitumineuſe, qui rend celles-là plus onctueuſes, plus balſamiques & plus ſpiritueuſes ; ce qui fait que celles-ci ne ſçauroient ſouffrir le tranſport, & qu'elles doivent être büës à la Source : mais en revanche elles ont la partie ſaline terreuſe, qui les rend très propres à raffermir le ton, & retablir le reſſort des parties nerveuſes. Pour ce qui eſt du Souffre, du Mars, & du Vitriol que l'on attribuë à celles de Cauterés, il eſt comme aſſuré qu'elles n'en contiennent pas la plus petite partie. Les Noix de gale n'y cauſent aucun changement ; on ni ſçauroit découvrir du Souffre commun, ni par la ſublimation, ni par la precipitation, & les experiences, par leſqu'elles on a prétendu conſtater l'exiſtance de ces mineraux, n'ont pas ſans doute été aſſez reflechies : on a ſuivi en cela trop aveuglement la coûtume, & les préjugés de pluſieurs Medecins, qui, felon *Frederic-Hoffman*, attribuent aux Eaux dont ils décrivent les vertus, le plus de mineraux qu'ils peuvent ; dans la vûë de leur faire plus d'honneur, & d'augmenter leur credit ; fans confiderer que le Souffre commun, & le Vitriol ordinaire, fi, comme on le prétend, elles en contenoient, s'accorderoient mal avec les qualités Stomachales, adouciffantes & pectoralles de ces Eaux.

Au refte cet Effai n'ayant d'autre objet que l'utilité publique, il ne faut pas s'attendre à nous voir exagerer les avantages des Eaux de Dax. Nous venons d'établir que celles de Cauterés étoient plus richement pourvûës de la partie onctueufe, balfamique fpiritueufe que celles là, & pour cette raifon, il eft conftant qu'elles devront être préferées toutes les fois qu'il fera queftion de les tranfporter, pour les prendre loin de la Source ; auffi bien que dans les occafions où l'on devra fe propofer d'adoucir & de corriger la faumure ou l'acrimonie, qui aura jetté de profondes racines dans le fang & dans la limphe ; d'apaifer un Ereftifme habituel, ou des difpofitions fpafmodiques dans les parties membraneufes ; & de confolider des vieux Ulceres dans la Poitrine, dans les Reins, &c.

XXIII.

Si les Eaux de Dax font fi falutaires dans l'ufage interieur, elles ne font pas moins utiles appliquées exterieurement ; on prepare tous les jours dans cette Ville des Bains domeftiques excellens & agréables avec l'Eau de la Riviere, qu'on échauffe ou moïen de quelques cruches de ces Eaux. On connoît affez generalement l'utilité de ces fortes de Bains, dans un grand nombre d'infirmités ; fans que nous nous arrêtions à traiter cette matiere, qui d'ailleurs feroit étrangere à notre sujet. Ce qui nous regarde principalement, c'est de faire sentir l'importance de cette commodité; au moïen de laquelle, sans embarras & sans depense, on fait en très peu de tems, un Bain qui possede toutes les proprietés qu'on peut attendre d'un Eau douce & émolliante, telle que celle de Riviere, & d'une Eau fine, subtile & animée, telle que celle des Eaux Thermales.

XXIV.

Outre cet avantage particulier, les Bains de ces Eaux pures en ont encore de plus considerables, qui leur sont communs avec la plûpart des Eaux Thermales, contre les douleurs & les Rheumatismes, qui reconnoissent pour cause l'éretisme, ou le spasme des parties membraneuses, irritées par la presence d'une serosité excessive & piquante, suite ordinaire de l'insensible transpiration arrêtée, ou diminuée; ces Bains en délayant l'humeur irritante par leur humidité, l'adoucissent, & la desarment, pour ainsi dire, & les parties solides relâchées & détenduës par le même moïen, deviennent moins sensibles à l'irritation, dont elles éludent les atteintes : la Sueur abondante, qui survient ensuite, & qui est puissamment favorisée par la dilatation des pores, la rarefaction des liqueurs, & l'acceleration de leur mouvement circulaire, évacue les serosités superfluës, & enleve la cause immediate de ces accidens.

XXV.

Ces Bains sont encore utiles contre les Paralisies, les Engourdissemens, & autres maladies de cette espece, où il s'agit principalement de procurer d'abondantes Sueurs, & de retablir l'élasticité & le jeu des parties nerveuses ; ces bains sont sur-tout convenables aux sujets sensibles & délicats qui se trouvent affligés

de

de ces fortes d'infirmités , parce qu'ils agiſſent avec plus de benignité , & moins de violence que ceux qui ſont plus chargés de mineraux ; & que pouvant varier les degrés de chaleur , on peut d'ailleurs les rendre auſſi doux que le beſoin peut l'exiger.

XXVI.

On voit à côté du grand Baſſin de cette Fontaine un petit Bâtiment , où l'on avoit pratiqué des Bains , dans leſquels on introduiſoit l'Eau , ſelon le beſoin , par le moïen des tuïaux qui l'y conduiſoient ; afin de luy laiſſer perdre , dans ces reſervoirs particuliers , une partie de ſa chaleur exceſſive , & de la rendre ſuportable ; ces Bains ont été negligés , parce que , n'étant pas accompagnés de logemens propres à recevoir les Etrangers , ceux-ci ont donné la préference à ceux des Baignots, qui ſe trouvent hors Ville, & fort bien aſſortis de toutes les commodités neceſſaires pour loger les Malades. Par-là ce petit Bâtiment , ſe trouvant peu frequenté , n'a pas fourni , ſans doute , aux frais de l'entretien ; de façon qu'il croule aujourd'hui de tous côtés, & qu'il eſt, pour ainſi dire abandonné.

XXVII.

Ces Baignots ſont ſitués à 300. pas ou environ de la Ville , ſur le bord de l'Adour , on y va par une magnifique allée d'Ormeaux le long de la Riviere ; on y trouve un beau Bâtiment , propre à loger un grand nombre de Malades. Il y a dans la Cour trois Bains renfermés dans autant de petits Pavillons bien murés , & chacun de ces Bains a un degré de chaleur & d'activité differend; quoyque, dans le fonds , l'Eau qui les forme tous trois ſoit la même , & qu'elle ne differe poſitivement que par la chaleur , qui ſe trouve moins forte dans le premier que dans le ſecond , & dans celui-ci encore moins que dans le troiſiéme.

C

Ces Bains ont cela de commode, qu'ils se trouvent naturellement proportionnés aux differens temperamens aux sujets les plus délicats, & à differens degrés de maladie : les plus temperés sont presque des Bains domestiques, avec cette particularité, qu'étant renfermés dans un espace assez borné, l'air s'y réchauffe, & s'y remplit de vapeurs aqueuses legerement spiritueuses : au moïen de quoy, tandis que la chaleur & l'humidité de l'Eau, penetrant exterieurement, ouvrent les Pores de la Peau, & rarefient les humeurs dans l'habitude du Corps ; l'air tiede & vaporeux qu'on y respire, opere les mêmes effets interieurement, ce qui fait que, quoyque cette Eau n'ait qu'un degré de chaleur très mediocre, elle excite neanmoins bien souvent, sur-tout aux personnes sensibles & délicates, ausquelles ils sont particulierement apropriés des Sueurs abondantes & salutaires.

XXVIII.

Les seconds, étant animés par un degré de chaleur un peu plus fort, operent les mêmes effets avec plus d'énergie & d'efficace, & pour cette raison, ils conviennent mieux aux personnes d'une complexion moins tendre, & aux maladies un peu plus difficiles, & qui demandent des secours plus actifs.

Mais comme ces Bains sont specialement affectés à des complexions legeres & délicates, & à des maladies recentes & moins difficiles, on fait ordinairement commencer l'usage de ces Bains par les plus doux, & quand on a éprouvé que ceux-ci n'operoient pas assez efficacement, on à recours aux seconds & aux troisiémes même, lorsque les occasions l'exigent: & les Malades les plus foibles passant ainsi insensiblement du degré d'activité le plus leger au plus fort, le suportent sans agitation, sans anxieté, en un mot fans aucune impreſſion deſavantageuſe.

XXIX.

Le troiſiéme eſt ce qu'on appelle les Bouës ; c'eſt moins un Bain d'Eau, que d'une terre délaïée dans une Eau Thermale, celui-ci eſt encore plus actifs que les précédens ; & a d'ailleurs des propriétés qui luy ſont particulieres ; ſans doute parce que les parties de terre qui le compoſent, ayant plus de maſſe & de ſolidité que les parties aqueuſes, contractent plus de cette chaleur ſouterraine, qui leur eſt propre, & en communiquent d'avantage ; ſans compter que l'Eau minerale, qui ſe filtre ſans ceſſe à travers cette terre, y dépoſe continuellement ce qu'elle a de plus balſamique & de plus ſpiritueux : d'où vient que les Pores de la Peau ſe trouvant ſuffiſamment détendus par l'humidité, ſont plus puiſſamment ouverts & penetrés par les parties actives, qui ſe trouvent comme concentrées dans ces Bouës, ce qui joint à la rarefaction moderée des liqueurs, & à leur circulation accelerée par les mêmes cauſes, doit fondre & diviſer les ſucs relentis, animer les ſolides engourdis, reſoudre & diſſiper les embarras, & procurer une abondante & utile tranſpiration.   XXX.

C'eſt pour ces raiſons que ces Bouës ſont d'un grand ſecours, lorſqu'il s'agit de reſſuſciter des membres engourdis, ou Paralytiques ; & de diſſiper des douleurs obſtinées, après qu'on a fait preceder les Bains plus temperés ; en effet, lorſque ces infirmités ſe trouvent parvenuës à un certain degré, & qu'elles ont long-tems affligé certaines parties du Corps : ces membres s'affoibliſſent tellement, par les commotions frequentes, & les longues diſtentions que ſouffrent les Fibres nerveuſes & membraneuſes, qu'ils tombent dans le relâchement & l'Atonie ; ce qui devient un nouvel obstacle à la guerison, parce que les Vaisseaux debilités ne sçauroient donner aux Sucs qu'ils contiennent assez de force & de mouvement, pour faire leur circulation dans l'ordre & le tems necessaire ; délà le ralentissement des liqueurs, le derangement des secretions, & finalement le vice & la corruption des parties aussi bien solides que liquides. Rien ne pût, mieux que les Bouës, prevenir ces désordres ; puisque rien n'est plus propre à reparer le vice des parties nerveuses, & leur redonner la force & la fermeté qu'elles ont perduë.

XXXI.

Mais elles sont sur-tout d'une efficace admirable contre l'imbecillité ou la foiblesse des parties, qui succede à des tiraillemens violens, & à des distorsions forcées, dans les nerfs foulures, & les dislocations ; par lesquelles les tendons & les ligamens, aïant été portés beaucoup au-délà de leur ton, ont perdu leur ressort & leur jeu, à peu près, comme il arrive à un Arc trop, ou trop long-temps bandé ; car dans ces occasions, il ne s'agit, pour remedier à ces desordres, que de rétablir l'élasticité des ces parties; c'est-à-dire de reserrer le tissu des Fibres tendineuses & ligamenteuses, & de raprocher & rafermir les petits Vaisseaux, dont elles sont composées, qui ont été éloignés, distendus & deplacés : or rien ne peut mieux operer ces effets que la chaleur animée de ces Bouës, impregnées des parties balsamiques & spiritueuses. Elles paroissent même d'autant plus specialement apropriées à ces sortes d'infirmités, que leur vertu consiste principalement dans une chaleur moins humide, & presque seche, beaucoup plus propre aux vices des parties spermatiques, telles que sont celles dont il est question, qu'une humidité surabondante, qui leur est souvent contraire. C'est pour ainsi dire, une vertu tonique, ou de ressort dans ces Bouës, & comme un reservoir d'élasticité : en effet, les parties spiritueuses & balsamiques recuëillies & rassemblées dans les porosités de cette terre, sont autant de matiere animée ou de materiaux de ressort ; & cette terre elle-même composée de parties très-fines, échauffées, & excitées, par la presence de celles-là, sont autant de corpuscules Elastiques, ou de petites machines Oscillatoires. Que peut-on imaginer de plus propre à rétablir l'Elasticité, à reveiller le Jeu, & à ressusciter le ressort des Parties ?

XXXII.

Après ce détail abrégé des proprietés des Bouës, & de leur maniere d'operer, on comprend sans peine qu'elles doivent être très-efficaces contre les enflures, & les tumeurs lentes, œdemateuses, & inveterées ; où il est question, non seulement de resoudre & dissiper des serosités superfluës, mais encore de fortifier & soutenir les parties, & d'en retablir le Ressort.

On pourroit confirmer tout ce qu'on vient de dire de la vertu de ces Eaux par bon nombre d'experiences, faites même sur des personnes de consideration, mais, outre qu'il ne nous convient pas de nommer des Gens, qui ne le trouveroient peut-être pas bon ; cela ne suffiroit pas vrai-semblablement pour convaincre ceux qui ne seroient pas persuadés par les raisons précédentes, & qui douteroient de notre sincerité.

XXXIII.

Outre ces Bouës, qui composent le troisiéme Bain dont nous venons de parler, il y en a encore une Source vers le milieu de cette belle Allée, qui mene de la Ville aux Baignots. C'est un creux profond, affez prés des bords de la Riviere, rempli de Bouës merveilleufes contre les mêmes infirmités, & qui furpaffent en vertu celles des Baignots, quoyque l'Eau thermale qui les arrofe, & qui leur communique ces proprietés, foit fans contredit la même. Cette fuperiorité leur vient fans doute de ce qu'étant dépourvûës des commodités neceffaires, à decouvert, & loin des maifons, elles font moins employées, & rarement remuées; au lieu que les autres, dont on fait un ufage journalier; & dont on tranfporte fouvent dans les appartemens des Cuves, & d'autres Vafes pleins, pour y plonger plus commodement les Membres, font plus éventées; ce qui fait que les parties actives & fperitueufes, qui en font la principale vertu, s'évaporent en partie.

XXXIV.

Mais quelques confiderables que foient les avantages que procurent la multiplicité des Bains qu'on trouve aux Baignots, & leurs differens degrès d'activité; il eft certain qu'on pourroit les fuppléer facilement, pour la plufpart, par les Bains de la Ville, au moyen des dégrés de chaleur qu'on peut varier à fon gré. On a déjà remarqué la raifon qui les a fait negliger par les Etrangers; & il y a lieu de penfer que les Habitans n'en ont pas fait tout le cas qu'ils auroient dû; foit parce qu'ils n'en connoiffoient pas laffez le merite; foit parce que nous fommes naturelement portés à n'eftimer que ce qui vient de loin, ou qu'on ne peut avoir fans difficulté & fans depenfe.

XXXV.

Mais on pourroit fe procurer des avantages nouveaux & bien confiderables, par le moyen de cette Fontaine chaude, en y pratiquant un Bain de vapeurs, qui feroit d'autant plus utile, qu'on n'en trouve point de pareil dans ce Royaume. Ce qui m'a fait concevoir cette Idée, c'est le souvenir des Etuves naturelles, que j'ay remarquées dans le Royaume de Naples ; & les effets admirables que j'ay vu operer à ces fortes de Bains vaporeux, me feroient souhaiter qu'on voulut profiter de cette commodité, pour en construire un dans cette Ville à peu près dans ce goût, qui imiteroit ces Etuves, ou qui pourroit en tenir lieu.

Ces Etuves font des creux, ou des petites Chambres pratiquées dans des Rochers, qui font tellement penetrés des feux souterrains, que l'on reffent une chaleur confiderable en y entrant, l'air qu'on y refpire eft d'ailleurs fi vaporeux & fi rarefié, qu'on a d'abord beaucoup de peine à y refpirer, & qu'on craint prefque de fuffoquer : cela vient de ce que les Veficules pulmonaires n'étant pas fuffifamment dilatées pour exprimer le Sang des Vaiffeaux qui rempent fur leur furface, il y féjourne & s'y accumule ; mais bientôt les Vaiffeaux de l'habitude fe trouvant dilatés par le défaut de preffion de la part de l'air, & par le relâchement, fe pretent aux befoins du Sang, le reçoivent dans leurs capacités, & en expriment une grande partie par les Sueurs, par là il fe porte moins aux Poulmons, ce qui rend la refpiration facile & aifée.

Il y a des Etuves de cette efpece à 2 mille ou environ de la Ville de Naples, prés du Lac d'Agnana ; il y en a encore dans l'Ifle d'Ifchia à 14 ou 15 milles de cette Capitale : & l'on voit, dans les faifons, les Habitans de cette Ville, & de tout le Royaume y accourir en foulle, comme à un fecours affûré, & un remede infaillible, non feulement contre les Paralifies, les Rheumatifmes, & autres infirmités de cette efpece ; mais contre les douleurs vénériennes inveterées & qui fou-

vent ont éludé l'efficacité des remedes les plus apropriés. XXXVI.

Pour former un Bain vaporeux, qui auroit toutes
les prerogatives de ces Etuves, à la faveur des Eaux
de Dax, il faudroit à l'endroit des Bains qu'on avoit
pratiqué à côté du Baffin, conftruire un Pavillon caré
& vouté de 18 pieds d'élevation, fur douze de l'ar-
ge. On introduiroit au fonds de ce petit Bâtiment,
dont les fondemens feroient bien cimentés, de l'Eau
du Baffin à la profondeur de trois Pieds ou environ,
qui fe renouvelleroit fans ceffe au moïen de deux
Tuïaux de deux ou trois pouces de diamêtre, dont
l'un recevroit l'Eau de la Fontaine, & l'autre la laif-
feroit écouler par l'extrêmité oppofée. A 4 ou 5 pieds
au-deffus de la furface de l'Eau, on feroit une Galerie
de 4 pieds de large, Bordée d'un Baluftre à hauteur
d'appuy, qui regneroit interieurement au tour du Pavillon. Ce feroit là qu'on fe placeroit pour prendre ce
Bain, on pourroit même percer de plufieurs trous en
forme de jaloufie, le plancher de cette Galerie, pour
faciliter l'élevation des vapeurs, qui fe repandroient
d'ailleurs abondamment à la partie fuperieure du
Dôme, par le vuide qui fe trouveroit au centre de 4
pieds de diamêtre; & l'on pratiqueroit dans la Voute,
à une certaine hauteur, quelques petits jours, qu'on
pourroit ouvrir ou fermer plus ou moins, felon que
la liberté de la refpiration l'exigeroit.

XXXVII.

Les Medecins verfés dans l'Art de guerir, qui con-
noiffent l'œconomie animale, & la nature des maladies qui la derangent comprendront aifement quelle
feroit l'utilité d'un pareil établiffement. En effet, un
Bain de cette qualité auroit des avantages confider-
bles fur les Bains ordinaires : car le corps fe trouveroit

affecté par le contact immediat d'une substance aqueuse, tout comme dans les Bains ordinaires, au moïen des vapeurs dans lesquelles il se trouveroit comme submergé; mais cette substance aqueuse n'étant composée que de la partie la plus legere, la plus subtile la plus raréfiée & la plus spiritueuse, elle pénétreroit le Corps avec plus de facilité, elle en détendroit plus efficacement les Fibres, elle ouvriroit plus promptement les Pores, elle rarefieroit plus paisiblement les liqueurs, elle en hâteroit la circulation sans tumulte, elle les diviseroit & les subtiliseroit plus intimément. De plus, dans les Bains ordinaires, le Corps se trouve plongé dans l'Eau, qui est beaucoup plus dense * que l'air le plus pesant dans lequel nous vivons, ce qui comprime l'habitude du Corps; les Vaisseaux exterieurs ainsi comprimés perdent de leur calibre, & sont forcés de renvoyer au centre une partie des liqueurs qu'ils contenoient; ce qui fait d'abord un effet contraire à celui qu'on se propose, d'appeller les humeurs du centre à la circonference, & excite même quelque fois, dans les personnes délicates, des accidens fâcheux, comme des suffocations, des hæmorragies, des affections comateuses, &c. Au-contraire dans les Bains vaporeux, dont nous parlons, le Corps se trouve dans un milieu beaucoup plus rare, parce que la chaleur en rarefie l'air, & que les vapeurs humides le rendent plus leger, au moïen de quoy les liqueurs trouvant moins de resistance dans les Vaisseaux de la circonference, s'y portent en abondance, & s'échapent avec facilité, par les raisons qu'on a déjà remarquées: délà les sueurs plus faciles & plus abondantes; délà les embarras des petits Vaisseaux lymphatiques ou nerveux plus sûrement enlevés; délà enfin tous les

* Environ 800. fois.

effets falutaires qu'on éprouve dans les Etuves du Royaume de Naples.

XXXVIII.

La plus part des Medecins qui ont écrit touchant les Eaux minerales recommandent expreſſement de preparer les Malades avant de les livrer à l'uſage de ce Remede ; & la coûtume a tellement autoriſé cette méthode , que bien de Gens croiroient faire une faute capitale s'ils y manquoient. La Seignée & la Purgation ſont devenus des remedes preparatoires, qui doivent précéder les Eaux, & généralement toutes les cures qu'on entreprend. D'autres ajoûtent à ceuxci, par rapport à l'uſage des Eaux minerales, des opiâtes, des teintures, des apozemes, &c. Mais on peut le dire avec verité , & d'après de grands maîtres , que c'eſt effectivement la coûtume ou le deſir de faire valoir le metier , plûtôt que la raiſon, qui ont introduit cette pratique. On uſe tous les jours des Eaux minerales , ſans aucune preparation , & avec beaucoup de ſuccès : ces remedes même peuvent être ſouvent non ſeulement inutiles , mais encore nuiſibles; la meilleure preparation pour ſe diſpoſer à les prendre avec fruit, eſt ordinairement celle de n'en faire aucune; tout au plus , on doit faire précéder la Seignée, dans les ſujets replets & qui abondent en ſang ; ou bien la purgation, lorſqu'elle ſe trouve indiquée par des ſignes bien certains. A celà près, le moyen le plus ſûr d'en favoriſer l'operation , c'eſt de manger ſobrement des mets choiſis & délicats, appretés ſimplement & ſans art ; de boire peu de bon Vin ; d'éviter ſoigneuſement les ſoucis, l'aplication trop ſerieuſe, les exercices violens , l'air froid & humide ; & de rechercher au-contraire tout ce qui peut égaïer l'eſprit ; exercer moderement le Corps ; entretenir & favoriſer une douce tranſpiration.

Il faut cependant remarquer, par rapport à ces Eaux, qu'il faut les boire plus ou moins chaudes, ſelon les indications particulieres qu'on ſe propoſe de remplir. Lors, par exemple, qu'on a deſſein de fortifier le ton, & d'animer le reſſort de l'Eſtomac, ou de quelque autre Organe, & généralement des parties ſolides, il convient de les boire auſſi chaudes qu'il eſt poſſible: mais s'il s'agit plûtôt de détremper des matieres épaiſſies, de délaïer & d'adoucir des humeurs acres & viſqueuſes; d'humeĉter, de relâcher, & d'étendre des parties deſſechées & roidies; il eſt plus convenable de leur laiſſer perdre une grande partie de leur chaleur, & de les temperer, pour l'uſage exterieur principalement, avec une ſuffiſante quantité d'Eau de Riviere.

Quant à la quantité qu'il en faut prendre : ces Eaux étant très-peu chargées de Mineraux, on ſent aſſez que les bons effets qu'elles peuvent operer; ſe doivent attendre, ainſi que dans tous les Remedes de cette nature, moins de leur aĉtivité, que de l'uſage abondant & réïteré qu'on en doit faire.

FIN.

Imprimé par Ordre de Meſſieurs les Maire & Jurats de la Ville d'Acqs.

www.ingramcontent.com/pod-product-compliance
Lightning Source LLC
LaVergne TN
LVHW050648060726
842527LV00004B/1536